ACADÉMIE DE MÉDECINE

QUESTION

DE

L'INSPECTORAT MÉDICAL

PRÈS

LES ÉTABLISSEMENTS THERMAUX

DISCOURS

PRONONCÉ DANS LA SÉANCE DU 18 MARS 1873

PAR

M. DURAND-FARDEL

PARIS

G. MASSON, ÉDITEUR

LIBRAIRE DE L'ACADÉMIE DE MÉDECINE

PLACE DE L'ÉCOLE-DE-MÉDECINE

1873

QUESTION

DE

L'INSPECTORAT MÉDICAL

PRÈS LES ÉTABLISSEMENTS THERMAUX

Messieurs, je ne me présente pas devant vous comme un défenseur de l'inspectorat. L'Académie voudra bien accepter ma parfaite indépendance et mon entière liberté d'esprit sur ce sujet. Je suis d'ailleurs, moi-même, si peu inspecteur, qu'elle oubliera sans peine le titre modeste qui m'appartient. Mon seul but, comme celui de l'Académie, est de chercher le bien des eaux minérales, sans me préoccuper de prétendus droits, au sujet des médecins inspecteurs, ni des désirs de tel ou tel propriétaire d'eau minérale.

J'ai l'intention de serrer la question qui se débat d'un peu plus près que les précédents orateurs, et d'examiner simplement devant vous : si les inspecteurs ont des fonctions effectives à remplir ; — quels sont le caractère et l'importance de ces fonctions ; — si les moyens proposés pour remplacer l'inspectorat sont applicables.

Les fonctions des inspecteurs sont relatives à deux sujets : 1° la surveillance et le contrôle des établissements thermaux ; 2° l'assistance publique et la gratuité. J'examinerai ces deux points successivement.

Les établissements thermaux ne sont autre chose que des établissements industriels, ayant trait à la santé publique. Je pense que nous sommes tous d'accord sur ce point, que l'État ne saurait s'en désintéresser : d'abord parce qu'ils font partie, sous la forme et dans les proportions que vous savez, de la fortune publique; ensuite, parce qu'ils rentrent dans les sujets sur lesquels l'État a le droit et le devoir d'exercer son contrôle, c'est-à-dire ceux que le public est dans l'impuissance de contrôler lui-même.

On comprend que le décret du 18 janvier 1860 ait proclamé ce qu'on a appelé le libre usage des eaux minérales, mesure tout à l'avantage des médecins, dont elle a rendu la situation plus indépendante et plus digne, mais tout au désavantage des malades, qui en sont les seules victimes. Car, vous ne croyez sans doute pas, messieurs, que les eaux minérales représentent, comme l'a dit M. Jules Guérin, des médications inoffensives. Comment, les eaux de Luchon, de Baréges, de Bonnes, celles de Bourbonne, de la Bourboule, de Balaruc, de Vichy, les bains à 41° du mont Dore, les douches et les étuves d'Aix, de 40 à 50°, seraient des médications inoffensives? Des médications que l'on adresse à la phthisie pulmonaire, aux scrofules les plus profondes, aux maladies du foie les plus graves, seraient indifférentes? Non sans doute. Mais le fait de consulter ou de ne consulter point un médecin comporte un jugement qui est à la portée de tout le monde. Tandis que la sécurité des malades qui se rendent aux stations thermales, et la responsabilité des médecins qui les y envoient, exigent que le caractère et l'installation des eaux minérales présentent une certitude qu'il n'est à la portée ni des malades, ni de nous-mêmes, de contrôler.

Je vous ai dit que les établissements thermaux n'étaient autre chose que des établissements industriels. On vous a exposé à plusieurs reprises comment sont constituées ces industries : je n'ai pas à revenir sur ce sujet. Certes, si toutes les stations thermales possédaient à leur tête un homme tel que celui qui fut le créateur, et qui est resté l'âme de l'établissement d'Uriage, M. le comte de Saint-Féréol, à qui l'on ne saurait rendre un hommage trop public, tout ce que je vais vous dire n'aurait pas grand objet. Mais il est loin d'en être ainsi. Le premier venu peut se trouver à la tête d'un établissement thermal : on ne réclame à ce sujet aucune condition. Il n'y a donc point là de garanties de capacité, et je puis ajouter sans offenser personne, car tout ceci est très-impersonnel, point de garanties de moralité.

Or, vous ne savez que trop quelle est la tendance de l'industrie à altérer et à sophistiquer. Toutes les législations, toutes les réglementations relatives à l'industrie ont pour principal objet de prévenir ou de réprimer cette tendance. Il n'y a aucune raison pour que l'industrie thermale, abandonnée à elle-même, soit plus discrète ou plus consciencieuse que les autres.

Prenons d'abord la composition des eaux minérales. Pensez-vous que l'analyse officielle faite dans le laboratoire de l'Académie offre à ce sujet des garanties suffisantes? Vous vous tromperiez. Quels que soient l'habileté et le soin de vos savants chimistes, toutes les analyses qui sortent de l'Académie sont sujettes à révision, parce qu'elles sont faites dans votre laboratoire, et non sur place. En fait, les neuf dixièmes des analyses des eaux minérales, en France, sont aujourd'hui à refaire. Vous entrevoyez quel vaste champ offert à la spéculation. Vous ne savez pas avec quelle avidité les stations thermales sont aux aguets de ce que j'appellerai les principes parlants des eaux minérales, l'arsenic, l'iode, le brome, le cuivre, la lithine, etc. Ce que fait l'industrie pour le sel, le poivre, le café, le vin qu'elle nous fournit, pourquoi ne le ferait-elle pas pour les eaux minérales? Ici elle n'altérerait pas le produit, mais son étiquette. Mais il faut que nous, médecins, soyons assurés contre les analyses volontairement ou involontairement inexactes ou infidèles. Pour nous fournir cette assurance, il faut qu'il existe, près des stations thermales, un contrôle, une autorité, une responsabilité, représentés nécessairement par une personnalité quelconque.

L'installation des eaux minérales nous rapproche de leurs applications. Elle doit d'abord s'appliquer à ménager l'intégrité des eaux. Doutez-vous sur ce sujet de la compétence d'un médecin? Mais allez visiter les stations des Pyrénées, et vous vous assurerez que là tous les médecins de

quelque expérience, inspecteurs ou non inspecteurs, sont
très au courant de ces questions. Mais voyez-vous un épicier
soumissionnant une station thermale, et aux prises avec la
conservation, ou plutôt avec l'altération d'une eau sulfureuse?

Mais l'installation des eaux minérales intéresse surtout
l'application thérapeutique. Il faut d'abord que vous sachiez
bien que l'usage interne des eaux ne tient que la moindre
place dans la médication thermale. La médication thermale
est surtout une médication balnéaire; mais c'est une balnéa-
tion très-compliquée. Elle a affaire à des thermalités très-
élevées: les températures de 40, 50, 60 et 70° sont des thermalités communes; puis à des engins très-multipliés et
très-divers, comme forme et comme puissance.

Ici, permettez-moi une parenthèse. On a répété partout
que le libre usage des eaux minérales devait entraîner nécessairement la suppression de l'inspectorat. Eh bien, je vous
affirme le contraire. Veuillez penser à la situation des malades près des stations thermales. Vous me direz que vous
les adressez toujours à un médecin : mais savez-vous ce qui
arrive? Un certain nombre aura oublié en route le nom du
médecin que vous leur aurez indiqué; d'autres laisseront
dans leur poche la lettre d'introduction et d'explication que
vous leur aurez confiée, et s'en remettront aux conseils du
premier compagnon qu'ils rencontreront ; et même, vous ne
les adresserez pas toujours à un confrère. Vous avez entendu
M. le professeur Hardy, si prudent cependant et si sage, vous
dire qu'il ne concevait pas qu'on pût exiger d'un malade qui
aurait été six ans de suite à Vichy, qu'il consultât un médecin. Il est entendu qu'il ne s'agit pas de rien exiger ; mais
ce malade aurait tort de ne pas le faire, car, si la médication reste toujours la même, lui-même aura changé, et vous
savez bien que la bonne thérapeutique ne se fait qu'avec l'observation, l'attention la plus rapprochée, avec des nuances
enfin. En somme, le tiers au moins des malades qui se
rendent aux établissements thermaux ne consulte pas de
médecin.

Eh bien, voyez-vous ces malades livrés à tous les caprices

de l'épicier de tout à l'heure, qui aura remanié, arrangé, dé-
rangé l'installation thermale à sa guise? Si je vous parle
d'un épicier, ce n'est pas pour faire une plaisanterie; si les
grands établissements thermaux sont entre les mains de ca-
pitalistes, les établissements secondaires sont, en général,
entre les mains de négociants, et les petits établissements, de
petits négociants. Voulez-vous voir installer dans ces stations, pour attirer le public, une *bubenquelle*, une *source aux
garçons*, cette *bubenquelle*, qui a été si longtemps la honte et
le péril d'Ems, mais à laquelle il paraît que, depuis très-peu
de temps, nos confrères d'Ems ont eu le bon esprit de
renoncer? Je ne veux rien exagérer : mais vous pouvez vous
représenter les abus auxquels pourrait donner lieu la douche
vaginale dans les stations non surveillées. Il faut donc encore
à ce sujet qu'il existe, dans les stations thermales, un contrôle, une autorité, une responsabilité. Et, je vous en sup-
plie, ne considérez pas seulement les grands établissements
soumis à des directions considérables et intelligentes, envi-
ronnés d'un corps médical nombreux, d'un public éclairé.
Ils sont le petit nombre. Il faut penser surtout à une infinité
de petits établissements, qui rendent de grands services de
localité, mais qui sont éloignés de tout contrôle, exposés à
toutes les tentations de la concurrence.

Ce que je viens de vous dire de l'installation des établissements s'applique également à l'administration des eaux. Je
n'admets qu'à aucun titre il puisse s'exercer de contrôle au
sujet d'une prescription médicale. Mais songez aux malades
sans médecin. Croyez-vous que, en proclamant le libre
usage des eaux, le décret du 28 janvier 1860 ait voulu con-
sacrer le libre abus des eaux? Je ne le pense pas, et je vous
déclare que, si j'avais l'honneur d'être inspecteur effectif
d'une station thermale, je considérerais comme un strict
devoir d'assigner une limite précise au libre usage, au sujet,
soit des thermalités, soit des engins balnéaires.

Enfin, messieurs, laissez-moi vous dire un mot de la publicité thermale. Je ne veux point parler des écrits des médecins, mais de la publicité industrielle. Cette publicité, on

à pu la trouver banale, louangeuse, mais elle a toujours été
sincère et honnête; mais le jour où il n'y aura plus auprès
d'elle, dans la personne de l'inspecteur, un éditeur responsable, responsable jusqu'à un certain point, mais qui du
moins aura pour devoir de s'élever contre ses excès, qui vous
garantit que la publicité thermale ne deviendra pas cette
publicité effrénée et mensongère qui habite la quatrième
page des journaux ?

Je résume ce qui précède en vous disant : Si vous envoyez
aujourd'hui avec confiance vos malades près des établissements thermaux, c'est que vous êtes assurés de trouver sin-
cérité dans les analyses, sûreté dans l'installation, véracité
dans la publicité. Or, cette assurance, vous la devez au régime sous lequel vivent actuellement les établissements
thermaux, régime dont la base est l'inspectorat.

Maintenant, vous me direz que, si l'on supprimait l'inspectorat, les établissements thermaux s'empresseraient de
recourir à l'intervention médicale; sans doute : mais on vous
a déjà fait remarquer que les médecins attitrés des établissements thermaux seraient, entre autres choses, des voisins
plus incommodes que les médecins inspecteurs qui, en réalité, ne le sont guère. Il est vrai que j'ai lu récemment, dans
un journal hostile à l'inspectorat, qu'il serait facile d'inter-
dire aux établissements de s'attacher un médecin. Mais remarquez que c'est au nom de la liberté que l'on demande la
suppression de l'inspectorat, et qu'il serait singulier que le
premier usage que les établissements fissent de leur liberté
fût de se voir refuser le droit de s'assurer un concours médical.

Mais il y a quelque chose de plus grave. Je pense que notre
profession est une de celles qui renferment la plus grande
somme d'honorabilité, parce que c'est une de celles qui
exigent la plus grande somme de travail, et que le travail
est le moralisateur par excellence. Mais toutes les professions
ont leurs enfants perdus. Pensez-vous que, parmi les médecins des somnambules, des rebouteurs, des cabinets de con-
sultations douteux, des réclames honteuses, parmi, je ne

dirai pas les homœopathes, l'esprit humain est ainsi fait qu'il n'est pas une erreur qui ne puisse être accueillie sincèrement par lui, mais parmi ces gens sans conscience qui, trouvant que la médecine traditionnelle ne fait pas assez vite leur fortune, changent de médecine comme on change d'état, croyez-vous que les industriels disposés à spéculer sur la crédulité publique ne trouveront pas facilement des complaisants ou des complices? Je m'empresse d'ajouter que je ne crois pas du tout que, si l'on supprimait l'inspectorat, beaucoup d'établissements thermaux iraient se jeter dans l'imposture et se doubler de complicités coupables. Mais je soutiens que cela pourra arriver, que personne ne peut affirmer que cela n'arrivera pas, et je pense qu'une telle prévision ne manquera pas de se réaliser dans une certaine mesure.

Les fonctions des inspecteurs sont encore afférentes à l'assistance publique et à la gratuité.

On prétend que les médecins libres réclament le droit de soigner les pauvres. Mais est-ce que la présence d'un médecin inspecteur a jamais empêché un médecin quelconque d'avoir l'honneur de donner ses soins à un pauvre diable qui se sera cassé la jambe, ou aura attrapé une pneumonie, ou encore une indigestion pour avoir trop bu d'eau minérale? Ceci n'est pas sérieux.

Dans tous les endroits civilisés, l'assistance publique est organisée. Elle doit être organisée dans les stations thermales comme ailleurs. Il y a des hôpitaux thermaux, c'est-à-dire dont les salles sont ouvertes pendant la saison thermale pour les indigents qui ont à faire usage des eaux minérales. Il faut bien que quelqu'un en soit chargé C'est généralement le médecin inspecteur. Si ce n'est lui, ce sera un autre, qui empruntera à ce titre un relief et une considération non moindres que ceux qui sont attachés à l'inspectorat.

Mais ce qui tient beaucoup plus de place dans les stations thermales, c'est la gratuité, qui comprend l'assistance, mais n'est pas la même chose. En effet, près de la plupart des stations thermales, suivant les règlements ou les cahiers des charges, il existe certaines catégories qui donnent droit à la gratuité : ce sont les instituteurs primaires ou les religieuses, ou les ecclésiastiques, etc. C'est là un service assez compliqué, et qui ne saurait être abandonné au hasard de la spontanéité et de la bonne volonté privée. Il s'agit de constater les titres à la gratuité, de distribuer la médication, soumise par les règlements locaux à des conditions de siége, d'heure, de saison même. Dans certains établissements, un employé spécial pourra être préposé à cet effet : mais presque partout ce devoir incombe au médecin. Dans tous les cas, il faut à ce service une centralisation médicale, une désignation. Or, c'est là une des attributions des inspecteurs.

Je vous ai exposé, messieurs, les fonctions essentielles des médecins inspecteurs, celles qu'ils ont remplies jusqu'ici, et qui se trouvent relatives à la surveillance des établissements thermaux et au service de la gratuité. Je ne pense pas que l'on puisse contester l'utilité qui s'y attache. Mais on a contesté l'utilité et la légitimité des attributions qui en ont été faites aux médecins inspecteurs.

La critique s'est attachée à l'institution même de l'inspectorat. On a d'abord accusé les inspecteurs de ne pas remplir ou de remplir mal leurs fonctions. Mais ceci ne touche pas au fond des choses. Il y a eu des magistrats et des administrateurs prévaricateurs ; il y a encore des magistrats et des administrateurs incapables ou insouciants de leurs devoirs. On n'en a pas conclu qu'il fallût supprimer la magistrature et l'administration. Mais M. Jules Guérin est venu reprocher à l'inspectorat d'être nuisible à la science, à la liberté, à l'égalité, à la dignité professionnelles. De tout ceci je ne retiendrai qu'un mot : l'inspectorat est nuisible à la science !

Quoi donc? Les médecins inspecteurs ont-ils donc le monopole du travail et de l'observation? Dira-t-on qu'ils en absorbent les éléments? Mais comment se fait-il alors que nos grandes stations soient environnées d'un corps médical nombreux et distingué, qui n'y existe sans doute que parce que les intérêts professionnels, et par suite ceux de la science, y trouvent leur compte?

Comment, l'inspectorat est nuisible à la science? Mais vous avez donc oublié les noms de Michel Bertrand, qui a élevé un véritable monument à l'hydrologie, de Prunelle, de Petit, dont j'ai combattu vivement les doctrines, lorsqu'il était nécessaire de le faire, mais qui a su attacher son nom à une de nos plus grandes stations, ce qui n'est pas un mince mérite, d'Allard, toujours si regretté, de Kuhn, ce médecin si modeste et si savant, dont le nom rappelle avec tristesse une station qui n'est plus française. Qui donc a fondé la Société d'hydrologie, si ce n'est des médecins inspecteurs? Qui a fourni, si ce n'est eux, l'immense majorité des travaux contenus dans les dix-huit volumes que cette Société a publiés, depuis vingt ans qu'elle existe? M. Jules Guérin ne peut l'ignorer, lui qu'elle s'honore de compter parmi ses membres honoraires. Demandez à notre savant collègue, M. le professeur Gubler, ce qui lui a permis, dans une tentative heureuse et brillante, d'introduire les eaux minérales dans l'enseignement officiel de la Faculté, si ce n'est les travaux des médecins inspecteurs. S'il revient aux inspecteurs une telle part de contribution à l'hydrologie médicale, c'est que, jusqu'à ces dernières années, ils constituaient à peu près seuls ce qu'un honorable orateur appelait les médecins balnéaires. Aujourd'hui, le nombre de leurs concurrents et de leurs émules s'est multiplié: mais est-ce que les portes et les annales de la Société d'hydrologie ne leur sont pas largement ouvertes? Est-ce que l'Académie, lorsqu'elle rencontre un bon travail d'hydrologie à récompenser, demande à son auteur de quel titre il est revêtu?

Je prie l'Académie de me pardonner cette digression qui, je le reconnais, est étrangère au sujet même que nous discutons. Mais c'est la justice et la vérité qui m'ont forcé de parler ainsi : car, que notre très-honorable collègue M. Jules Guérin me permette de le lui dire : lorsque, dans un discours dont il aurait voulu en faire l'oraison funèbre, il n'a trouvé autre chose à dire de l'inspectorat que ceci : qu'il était nuisible à la science, il a manqué à la justice et à la vérité.

Cependant, il est clair que, s'il est de meilleurs moyens d'assurer le contrôle et la surveillance des établissements thermaux, et les services d'assistance et de gratuité, il n'y a pas à hésiter à les substituer à l'inspectorat, qui n'a d'autres droits à faire valoir que sa propre utilité.

Je ne sais si je dois mentionner la proposition qui a été émise, pas à cette tribune, il est vrai, de confier aux ingénieurs des mines l'inspection des établissements thermaux. Je reconnais les grands services que l'École des mines a rendus à la chimie hydrologique, mais l'inspection des établissements thermaux est une chose médicale, et je ne vois pas, en dehors de l'aménagement et du captage des sources, ce qui serait de la compétence de ses savants et habiles représentants. Nous arrivons donc aux commissions médicales, la seule chose dont il ait été question : c'est là une proposition sérieuse, toute médicale, et qui demande à être examinée avec attention.

Il ne faut pas confondre les sociétés médicales libres avec les commissions officielles.

Nul doute que, près des stations où se trouvent rassemblés un certain nombre de médecins, les sociétés libres ne puissent rendre de grands services au point de vue de la science comme des intérêts professionnels. Je ne puis donc que me joindre à l'honorable rapporteur de la commission des eaux minérales pour louer l'exemple donné par nos confrères de Cauterets, et en encourager l'imitation. Mais il est clair que ces sociétés ne peuvent jouer qu'un rôle purement officieux ; et ce n'est qu'à ce titre que le préfet des Hautes-Pyrénées a pu consulter la Société médicale de Cauterets, par une spontanéité aussi honorable pour lui-même que pour nos confrères.

Il en serait autrement des commissions médicales. L'idée qui s'y rattache est également excellente au fond, et digne de toute notre sympathie : mais, malheureusement, elle est absolument inapplicable. Il est à remarquer du reste que les promoteurs d'une telle institution se sont bornés à la recommander, sans entrer, à ma connaissance au moins, dans aucun détail d'application.

Autant que je puis le comprendre, ces commissions se composeraient de tous les médecins groupés autour d'une station thermale. Constituées par l'autorité administrative, tous seraient-ils contraints d'en faire partie? Remarquez que c'est au nom de la liberté qu'elles sont proposées. Je m'arrête à cette hypothèse.

Mais je suppose qu'un des membres de cette commission vienne à manquer à quelqu'un de nos devoirs professionnels. Il est des hommes qui ne savent pas préparer et attendre le succès que le temps assure au travail et à la persévérance, mais que les inégalités de la chance, et du mérite, acquis ou inné, distribuent inégalement; il en est qui ne le peuvent pas. Ils sont jeunes, inexpérimentés; ils peuvent, sans faillir absolument aux lois de l'honneur, manquer aux règles et aux devoirs de notre profession. Nous pouvons, comme hommes, être indulgents pour ces écarts; professionnellement nous ne le devons pas. Et vos commissions se transformeront insensiblement en conseils de discipline. Vous en entrevoyez les périls sur ces théâtres étroits et publics. Quels droits s'arrogeront ces commissions? De rejeter de leur sein les membres indignes? Comment allier ces perspectives rares, mais enfin possibles, avec la liberté, l'égalité et la dignité professionnelles?

Mais j'écarte de telles prévisions. Vous entendez reporter à ces commissions les fonctions de l'inspectorat, fonctions effectives, puisque vous cherchez à les transmettre. Mais toute fonction suppose une responsabilité, et une responsabilité collective n'est plus une responsabilité.

Mais si ces fonctions sont un honneur, elles sont une charge aussi. Ceux qui voudront s'en débarrasser sortiront de la commission : car je ne puis supposer que l'exercice de la médecine soit subordonné au fait d'en faire partie. Il y aura donc deux séries de médecins : les uns en dedans, les autres en dehors de la commission, ceux-là chargés d'obligations dont les autres seront dispensés.

Maintenant, vous pourrez trouver les éléments de ces commissions près des stations où se réunissent un certain nombre de médecins. Mais où il n'y en a qu'un, ou deux, ou trois, et c'est le plus grand nombre, vous ne pourrez établir de commission. Comment y suppléerez-vous à l'inspectorat supprimé ?

Vous le voyez, messieurs, si nous cherchons à rapprocher de l'application ce projet tant de fois proposé des commissions médicales officielles, nous ne trouvons que difficultés et impossibilités. Je n'ai cependant pas cherché à grossir ces dernières. Vous me direz sans doute : et la commission d'Aix ! A Dieu me plaise que je revienne le moins du monde sur les impressions peu favorables qui ont été exprimées à son sujet. Je dirai au contraire : heureuse la station qui a pu réaliser un pareil idéal ! Je ne doute pas que cet idéal ne puisse se réaliser ailleurs; mais n'y comptez pas trop. Dans tous les cas, ce ne sera pas sur commande, je vous assure.

Nous revenons donc forcément, par voie d'exclusion, il est vrai, ce qui passe pour une méthode détestable, mais qu'il faut quelquefois employer faute de mieux, nous revenons donc à l'inspectorat.

Est-ce à dire que je considère la constitution actuelle de l'inspectorat comme un modèle à conserver? Non assurément. Depuis que l'inspectorat a été organisé, les eaux minérales se sont transformées; il est naturel que les institutions qui s'y rattachent aient besoin d'être modifiées.

Je pense qu'il doit ressortir de cette discussion, comme de la réalité des choses, le vœu que l'inspectorat soit profondément remanié. L'idée émise par M. Hardy d'associer l'Académie de médecine au comité d'hygiène, pour ce qui concerne cette question, ne doit pas être perdue. Je vous ai montré comment les attributions des inspecteurs avaient trait à des sujets divers. Ne conviendrait-il pas de les partager, ces attributions, et de confier à des individualités diverses et la surveillance des établissements, et les services hospitaliers et les services de la gratuité? Il importe d'exiger des inspecteurs des rapports administratifs qui ressortiraient au comité d'hygiène. Quant aux travaux scientifiques, qu'il n'est pas possible d'exiger, et qu'il convient de laisser à la spontanéité de chacun, ils appartiendraient comme aujourd'hui à l'Académie. On me répondra qu'on trouve déjà qu'il y a trop de fonctionnaires, et que je propose de les multiplier encore. Que voulez-vous ? S'il y a des fonctions, il faut bien quelqu'un pour les remplir. De même qu'il est évident que s'il n'y avait pas de fonctions, on n'aurait pas besoin de fonctionnaires.

En résumé, il importe de fournir aux inspecteurs des droits avec les moyens de s'en servir, et de leur assigner des devoirs avec l'obligation de les remplir.

J'ai terminé, messieurs, ou du moins je n'ai plus qu'un mot à vous dire, qui passera par-dessus vos têtes et saura bien aller à son adresse.

C'est que ce ne sont pas les titres et les fonctions qui font les hommes et les situations, mais c'est le travail, l'énergie, la persévérance, et ce que l'on appelle dans le monde l'esprit de conduite, et que j'appellerai le sentiment des devoirs professionnels.

Paris. — Imprimerie de E. MARTINET, rue Mignon, 2.

9 782019 252007